SERVICE GYNÉCOLOGIQUE DE L'HOPITAL BROCA

ANNEXE PASCAL

RÉSULTATS ÉLOIGNÉS

DES

OPÉRATIONS CONSERVATRICES

DE L'OVAIRE

(Résection, Ignipuncture)

PAR

Le Dᴿ R. DONNET

ANCIEN INTERNE DES HÔPITAUX DE PARIS

PARIS

GEORGES CARRÉ, ÉDITEUR

3, RUE RACINE, 3

—

1895

RÉSULTATS ÉLOIGNÉS

DES

OPÉRATIONS CONSERVATRICES

DE L'OVAIRE

(Résection, Ignipuncture)

Te 101
Ie 649

TOURS. — IMPRIMERIE DESLIS FRÈRES

RÉSULTATS ÉLOIGNÉS

DES

OPÉRATIONS CONSERVATRICES

DE L'OVAIRE

(Résection, Ignipuncture)

PAR

Le Dr R. DONNET

ANCIEN INTERNE DES HÔPITAUX DE PARIS

PARIS

GEORGES CARRÉ, ÉDITEUR

3, RUE RACINE, 3

1895

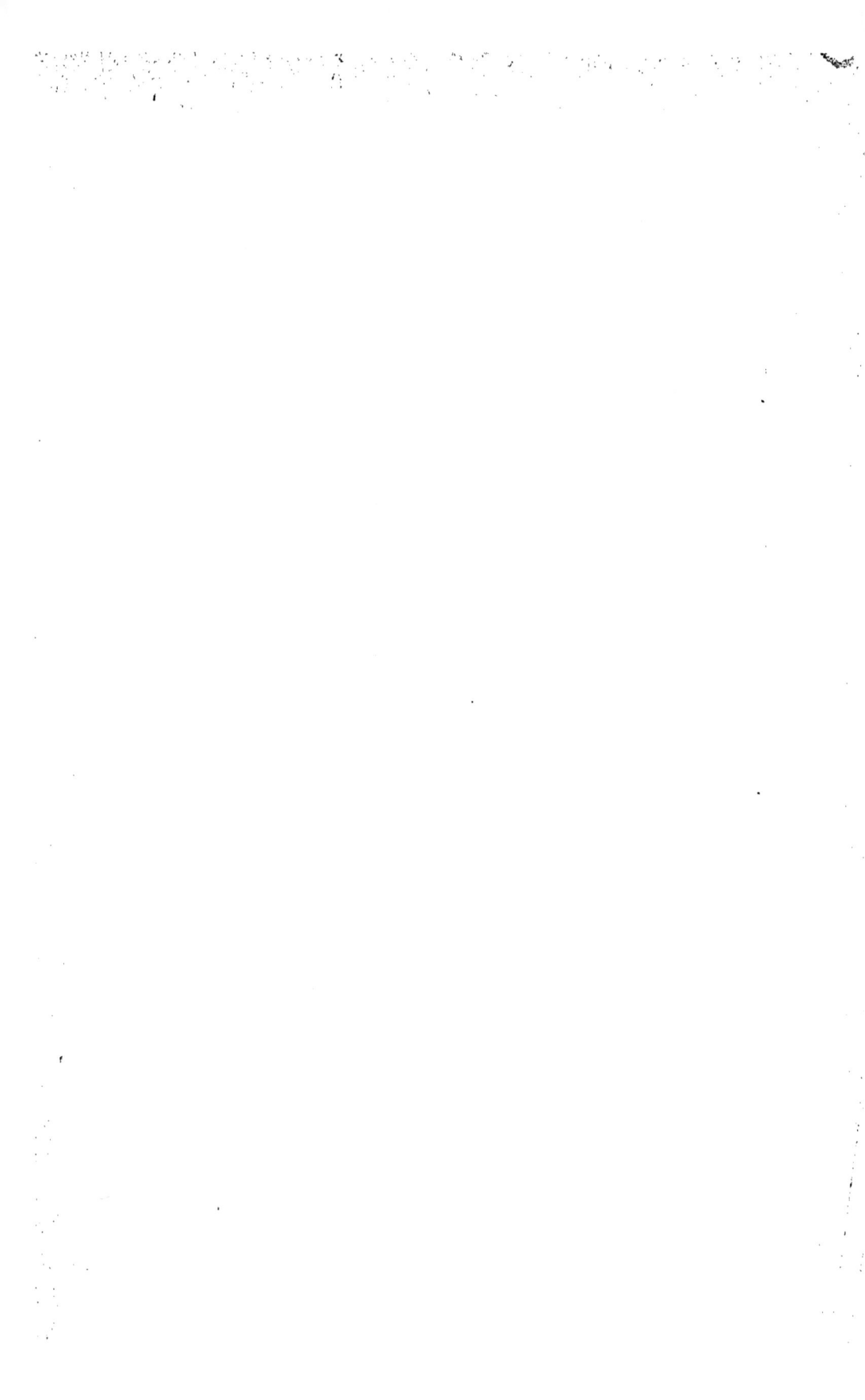

AVANT-PROPOS

Dans une communication faite à l'Académie de Médecine, le 21 février 1893, notre maître M. Pozzi fit connaître un nouveau traitement de l'ovarite diffuse et scléro-kystique.

Ce traitement, qui a pour but de guérir, tout en conservant la fécondité de la malade, consiste en la résection partielle et l'ignipuncture de l'ovaire.

Avant M. Pozzi, Schrœder, en 1884, avait pratiqué la résection partielle pour un kyste dermoïde; Martin, Zweifel, Gusserow, Wildow l'avaient également faite pour des lésions diverses. M. Pozzi est le premier qui ait appliqué l'ignipuncture, comme méthode générale, au traitement de l'ovarite scléro-kystique ou diffuse. Il a aussi considérablement simplifié la technique, en substituant le plus souvent des ponctions au thermocautère à l'excision d'une portion de l'ovaire, quand celle-ci n'est pas indispensable. M. Pozzi a encore montré le grand avantage de cautériser la tranche de section et de la suturer au catgut; enfin, il a donné les indications et la tech-

1

nique de la salpingorrhaphie complémentaire. On doit donc attacher le nom de M. Pozzi à l'ignipuncture de l'ovaire [1]. Martin, loin de la préconiser, la combat. Nous sommes donc très surpris de voir Raguin dans une thèse parue à Paris, en juillet 1894, méconnaître la découverte de M. Pozzi et l'attribuer à Martin sous le nom de traitement de Martin. Nous protestons contre cette méprise, et ce n'est que justice.

Les résultats publiés dans le mémoire de M. Pozzi étaient très encourageants, mais trop récents pour être absolument probants. Le temps a marché : les faits récents sont devenus anciens; de nouvelles opérations ont fourni de nouveaux succès. Leur nombre est aujourd'hui, pensons-nous, suffisant pour entraîner la conviction des chirurgiens et confirmer pleinement les espérances premières de notre maître.

Les observations rapportées par nous ne comprennent qu'une partie des opérées de M. Pozzi [2]. Nous avons éliminé toutes les malades dont l'opération remonte à moins de six mois, car nous savons que ce laps de temps est nécessaire pour pouvoir juger du résultat définitif et justifier le titre de notre thèse.

Toutes les anciennes opérées ont été convoquées par lettre à se rendre à l'hôpital Broca. Nous avons eu soin

---

[1] La première opération d'ignipuncture a été faite par M. Pozzi le 16 décembre 1892; la première publication a été faite dans les *Comptes rendus de l'Académie de Médecine* (fin février 1893). Cette communication elle-même a été publiée *in extenso* dans les *Annales de Gynécologie et Obstétrique* (mars 1893). Depuis lors, M. Pozzi est revenu sur ce sujet à diverses reprises: à la réunion de la « British medical Association », Newcastle, 1893 (*British medical journal*, 1893), au Congrès médical international de Rome. (Voir le *compte rendu* publié dans les *Annales d'obstétrique et gynécologie*.)

[2] 22 observations sur 60 environ.

de joindre à notre lettre un questionnaire comprenant tous les renseignements que nous avons jugés utiles. Parmi ces malades, un certain nombre n'ont pas répondu à notre appel, et il nous a été impossible, malgré tous nos efforts, d'avoir quelque renseignement sur leur santé. D'autres n'ont pu venir, retenues par leurs occupations, mais ont répondu au questionnaire. D'autres, enfin, sont venues à l'hôpital, et à l'observation de ces dernières nous avons pu joindre l'examen physique.

Nous ne dirons rien des malades qui n'ont pas envoyé de renseignements ultérieurs à leur sortie de l'hôpital, bien que parmi elles soient comprises des malades étant restées plus d'un mois à l'hôpital, et sorties complètement guéries. Nous ne retiendrons pour cette étude que les observations des malades ayant répondu aux questions ou visitées récemment à l'hôpital, et pour lesquelles le résultat opératoire est connu d'une façon définitive.

On pourra nous objecter que, parmi les malades oubliées, il s'en trouverait peut-être un assez grand nombre, dont l'histoire aurait pu nuire à notre statistique. Nous l'ignorons ; mais, outre qu'il se pourrait que ce fût le contraire, nous avons écrit à toutes les anciennes opérées indistinctement, et nous devons penser qu'il y a proportionnalité entre les cas connus et les cas inconnus.

Avec les renseignements ainsi recueillis et soigneusement contrôlés, nous espérons démontrer facilement que l'igripuncture et la résection partielle des ovaires sont les deux traitements de choix de l'ovarite scléro-kystique et diffuse, compliquées ou non d'adhérences, *mais indemnes de lésions tubaires*.

Nous ne dirons rien du manuel opératoire et de l'anatomie pathologique ; ce sont questions très bien traitées dans la thèse de notre ami Delaunay. Nous nous contenterons de signaler les modifications apportées à la technique de l'ignipuncture depuis 1893. Dans ses premières opérations, M. Pozzi avait pratiqué la résection partielle, à l'exemple de Schrœder. Depuis, il a adopté un manuel opératoire qui lui paraît préférable et plus expéditif; il se prête seul à la forme diffuse de l'ovarite. M. Pozzi a substitué le thermocautère à l'instrument tranchant; il fait l'ignipuncture au lieu de la résection.

Les ovarites chroniques peuvent se ranger sous trois chefs :

L'ovarite scléro-micro-kystique;

L'ovarite diffuse ou œdémateuse;

L'ovarite mégalo-kystique à kystes folliculaires ou à kystes du corps jaune relativement gros (une noisette à un œuf).

A chacune de ces lésions s'oppose un traitement différent.

S'il s'agit d'ovarite scléro-micro-kystique, caractérisée par des ovaires petits, à surface raboteuse, plissés par endroits, criblés dans d'autres de petits kystes, il faudra crever tous ces kystes avec la pointe du thermocautère et cautériser fortement pendant deux secondes la surface interne de ces petits kystes.

Ce traitement, mieux que la résection, atteint toute la lésion.

A l'ovarite diffuse on oppose encore l'ignipuncture; mais les pointes de feu doivent être profondes. Ce traitement a déjà été étudié

Enfin, à l'ovarite mégalo-kystique s'applique un traitement spécial. Les gros kystes folliculaires doivent être vidés, et leur surface interne cautérisée. S'il s'agit d'un kyste du corps jaune tapissé par une sorte de pulpe morte, on enlève préalablement celle-ci en grattant avec la pointe des ciseaux, avant la cautérisation. Comme la surface traumatique laissée alors est assez grande ou pourrait fournir un suintement sanguin, on réunit rapidement la petite plaie avec un surjet de catgut. On se rend maître très facilement des petites hémorrhagies qui suivent la section au voisinage du hile [1].

[1] Rouffart (*Annales de la Société belge de Chirurgie*, février 1894) a modifié le procédé opératoire de M. Pozzi. Au lieu de faire l'ignipuncture par la voie abdominale, il la fait par la voie vaginale, après avoir attiré l'ovaire par une incision transversale au niveau du cul-de-sac postérieur. La supériorité du procédé résiderait dans la plus courte durée de l'opération, sa gravité moindre et la conservation de l'intégrité de la paroi abdominale. Nous montrerons le peu de gravité de l'ignipuncture par voie abdominale; nous n'avons jamais observé d'éventration et peut-être sommes-nous trompés par la grande habileté de notre maître ; mais l'opération qu'il pratique nous a paru facile et ne dure guère plus de vingt minutes. Nous pensons qu'il doit être beaucoup plus facile de faire l'ignipuncture ou la résection partielle de l'ovaire, lorsque l'organe est placé sur l'abdomen, que lorsqu'il se trouve au fond du vagin.

Avant d'aborder l'analyse de nos observations, nous pensons qu'il est utile, pour la clarté de cette étude, d'indiquer rapidement le tableau symptomatique de l'ovarite chronique; le lecteur jugera mieux des résultats obtenus.

SYMPTÔMES QUI ONT JUSTIFIÉ L'OPÉRATION

Les opérations conservatrices de l'ovaire ont été faites dans deux circonstances bien différentes.

La laparotomie a été faite pour une grosse lésion, kyste de l'ovaire, tubo-ovarite; c'est à l'occasion de cette intervention qu'on a trouvé un ovaire scléro-kystique.

Dans le premier cas, la grosse lésion enlevée, il restait un ovaire malade, mais insuffisamment pour le sacrifier, d'autant mieux que la femme était jeune et qu'il était de grande importance de lui conserver sa fécondité. L'organe malade, au lieu d'être enlevé, était réséqué en partie seulement. Notre maître a tout lieu, comme nous le verrons, de se louer de cette manière de faire. Dans le deuxième cas, l'ovarite constituait toute la lésion; c'est le cas du plus grand nombre de nos malades, c'est aussi le côté principal de la question, celui sur lequel nous insisterons.

Le symptôme dominant de l'ovarite chronique est la douleur. Ces douleurs, variables comme intensité, étaient le plus souvent très accentuées, au point que quelques malades, courbées en deux, ne pouvaient marcher sans éprouver des souffrances intolérables ; elles transformaient les patientes en invalides incapables de tout travail. Parfois moins vives, les douleurs constituaient cependant pour la malade une gêne si persistante qu'elle n'hésitait pas à accepter l'intervention proposée.

Calmées par le repos au lit, les douleurs reviennent à la moindre fatigue, sous forme de crises névralgiques. Elles peuvent durer des années et persister ainsi pendant trois, quatre, sept, huit ans et plus. Intermittentes ou continues, elles augmentent au moment des règles. Leur siège est constant ; ce sont les fosses iliaques, plus souvent la gauche, et fréquemment les deux, qui sont douloureuses ; elles s'irradient dans les reins et rarement dans les cuisses. La caractéristique de ces douleurs est leur longue durée, et leur intensité parfois inouïe. Les malades sont de jeunes femmes ayant le plus souvent entre vingt et vingt-cinq ans ; la plupart ont eu un ou plusieurs enfants ; quelques-unes, des fausses couches.

Ces douleurs très pénibles de l'ovarite chronique s'accompagnent de troubles menstruels. Les règles sont surtout douloureuses, la douleur précède le plus souvent de quelques jours l'issue du sang menstruel et disparaît à ce moment. La menstruation peut être irrégulière, il y a des avances ou des retards. L'abondance des règles est souvent accrue, soit que les règles durent longtemps, soit que la quantité de sang perdue dans le temps ordinaire soit excessive. Il n'est pas rare d'observer des règles ménorrhagiques, voire même des métrorrhagies pouvant se prolonger d'une menstruation à l'autre.

Les signes physiques correspondant à ce tableau clinique sont variables. Parfois la douleur provoquée par l'examen est si vive, qu'il est impossible de rien préciser, et il faut alors donner du chloroforme. Si l'examen est possible, on constate que les culs-de-sac latéraux sont moins souples qu'à l'ordinaire, très douloureux, mais on ne peut circonscrire une tumeur appréciable au doigt. Plus souvent on sent un ovaire ou deux; ces ovaires douloureux à la pression peuvent être hypertrophiés, de volume normal, ou diminués. Ils sont mous, si l'on se trouve en présence de l'ovarite diffuse; ils sont durs, bosselés, s'il s'agit d'ovarite scléro-kystique. Avec un doigt très exercé on arrive même à sentir de petits détails intéressants. C'est ainsi que nous avons vu M. Pozzi reconnaître par le toucher vaginal les gros kystes du corps jaune, ou les bosselures multiples de l'ovaire à petits kystes.

Assez souvent les ovaires sont prolabés dans le cul-de-sac postérieur, et, au lieu d'être mobiles, ils sont adhérents soit aux parois, soit à l'utérus. Il arrive dans ce cas que l'on croit à une lésion plus grave, à de la tubo-ovarite. Rarement on peut sentir la trompe.

Cependant il faut bien avouer que souvent l'examen physique ne donne que des renseignements très vagues; la femme souffre, perd du sang; on examine l'utérus, on trouve un col un peu gros: il sort de sa cavité un liquide filant opaque, et l'on croit à une simple métrite. On fait un curettage, un Schrœder, et l'on n'obtient aucun résultat. Devant la persistance des douleurs et l'impuissance des traitements médicaux, de guerre lasse, on se décide à faire une laparotomie.

Telle est l'ovarite chronique sans complication, et tous

les troubles observés paraissent devoir se rapporter au varicocèle pelvien, cause de l'ovarite[1]. La lésion ovarienne qui s'accompagne presque toujours de fausse métrite due à des troubles congestifs, peut aussi se compliquer de troubles utérins réels : métrite chronique avec col gros, granuleux, à lèvres éversées, d'endométrite végétante, de déviations utérines, et l'on conçoit que le tableau clinique puisse être quelque peu compliqué par ces troubles d'importance diverse. Le chirurgien devra savoir débrouiller ces différentes lésions et ne pas attribuer à une simple métrite douloureuse, ou une déviation utérine, ce qui revient à l'ovarite chronique, sous peine de voir échouer le traitement.

En résumé, femmes jeunes pour qui la castration bilatérale eût été une mutilation des plus pénibles, souffrant depuis longtemps de douleurs abdominales et de troubles menstruels, présentant des signes plus ou moins évidents d'ovarite chronique simple ou associée à de petites lésions utérines, curables par les petites opérations gynécologiques : telles étaient les malades auxquelles l'ignipuncture et la résection partielle a été appliquée.

[1] Thèse de ROUSSAN, *Varicocèle pelvien.* Paris, 1892.

ANALYSE DES OBSERVATIONS

La plus ancienne de nos observations (Obs. I) remonte à juillet 1891, c'est-à-dire à trois ans et cinq mois. La malade, dont les douleurs duraient depuis cinq ans et étaient devenues insupportables depuis un an, n'avait que vingt-trois ans. Elle avait épuisé tous les traitements médicaux sans succès, et elle venait à l'hôpital pour se faire guérir au prix de n'importe quelle opération.

M. Pozzi l'examina et ne trouva que de petites lésions : à gauche, un ovaire gros avec un petit kyste para-ovarien ; à droite, un ovaire plutôt petit ; l'utérus était anté-courbé. Pour de si minimes lésions, fallait-il se résoudre à une castration et condamner à la stérilité cette jeune femme de vingt-trois ans? Devant l'insistance de la malade, il fallut se résoudre à l'opération. La laparotomie, faite en juillet 1891, montra un ovaire gauche complètement dégénéré et qu'il fallut enlever. L'ovaire droit présentait aussi des lésions de sclérose micro-kystique très avancées;

cependant en regardant de près on put constater qu'une petite portion de l'organe paraissait saine, et comme M. Pozzi était très désireux de ne pas rendre cette femme stérile, il fit une résection de cet ovaire par les procédés déjà décrits et conserva un petit moignon d'ovaire. La trompe qui était perméable, mais adhérente, fut disséquée, et son pavillon soudé sur la petite portion restante de l'ovaire. M. Pozzi fit alors ce qu'il appelle une salpingor-rhaphie. L'entreprise de notre maître a été couronnée dans ce cas d'un plein succès ; la malade, revue à plusieurs reprises, n'a jamais plus accusé aucune douleur, ni pendant, ni dans l'intervalle des règles ; sa menstruation est régulière. Cette opérée revue dernièrement (nov. 1894), trois ans après son opération, continue à se bien porter ; elle nous affirme que sa santé n'a jamais été plus florissante, et les termes de reconnaissance avec lesquels elle nous parle de son chirurgien indiquent bien toute l'étendue du service rendu.

Cette femme est la seule opérée de 1891 que nous ayons pu revoir récemment. Nous trouvons, dans la thèse de Delaunay (page 36), l'histoire d'une malade opérée en avril 1891. Cette femme âgée de vingt-six ans, souffrait depuis trois ans. Les douleurs abdominales exagérées au moment des règles obligeaient la malade à garder le lit. L'ovaire gauche, criblé de kystes, fut enlevé ; l'ovaire droit partiellement altéré fut réséqué. Cette malade, revue huit mois après l'opération, ne souffrait plus et avait des règles normales.

Trois des malades opérées en 1892 ont été revues. Deux de ces femmes (Obs. II ; Obs. III) souffraient depuis plusieurs années, à la suite de couches. Toutes les deux

avaient de la leucorrhée et des règles douloureuses. L'une
d'elles avait même de véritables ménorrhagies qui duraient
de sept à quinze jours.

Les lésions constatées *par l'examen* étaient minimes,
mais appréciables ; on sentait des ovaires adhérents, gros,
douloureux. Chez l'une de ces femmes, l'utérus semblait
malade ; le col était gros, mou, granuleux.

L'opération fit pourtant constater des lésions très avancées des ovaires, et les deux malades durent subir la castration unilatérale. Cependant l'ovaire droit de la première, bien que très malade, présentait une petite portion
de tissu sain, qui fut conservée. L'ovaire de la seconde
était complètement criblé de petits kystes ; tous ces kystes
furent ouverts et cautérisés au thermocautère. Ces deux
laparotomies, résection partielle dans le premier cas,
ignipuncture dans le second, ont donné des résultats
remarquables. Les malades, revues à plusieurs reprises,
et au mois de novembre dernier, c'est-à-dire après deux
ans et huit mois pour la première, et deux ans pour la
seconde, nous ont affirmé n'avoir jamais plus souffert ;
elles se livrent sans fatigue à leurs occupations, sont bien
réglées et sans douleurs. Elles n'ont jamais eu aucun des
inconvénients dus à la castration double, bouffées de
chaleur, perte de la mémoire, etc.

La troisième malade (Obs. IV), âgée de vingt-neuf ans,
souffrait de troubles analogues aux deux précédentes ;
mais, outre la lésion ovarienne diagnostiquée par le toucher, il existait une rétroflexion utérine. Les ovaires de
cette femme furent cautérisés par le procédé habituel et
l'utérus fixé à la paroi abdominale. Le résultat immédiat
ne fut pas encourageant ; la malade continua à souffrir

pendant plusieurs mois ; puis, la malade devint enceinte et accoucha à terme, en septembre 1894. Depuis son accouchement la malade ne souffre plus, et les règles sont normales.

Ce fait très important, d'une grossesse survenue à la suite de l'ignipuncture de l'ovaire, n'est pas le seul que nous ayons à signaler ; mais, vu l'importance de ce fait, nous n'insisterons pas pour l'instant, nous réservant d'y revenir ultérieurement avec plus de détails.

A propos des malades des observations II et IV, nous remarquons que ces femmes ont continué à souffrir plusieurs mois après l'opération. Sur les malades opérées devant nous, en 1894, nous avons plusieurs fois observé ce fait : les douleurs sont, en général, moins vives qu'avant l'intervention, mais cependant très accusées. Parfois même on pourrait croire à un échec, lorsque peu à peu les douleurs disparaissent, les règles se régularisent, et la guérison se fait insensiblement. Chez la malade de l'observation II, qui avait été vue en 1893, les douleurs avaient persisté cinq mois ; ces douleurs siégeaient surtout à droite, du côté où l'on avait réséqué l'ovaire.

Cette malade fut même obligée de faire un séjour d'un mois à l'Hôtel-Dieu où aucune autre opération ne fut pratiquée. Revue en novembre dernier, par le Dr de la Nièce, ancien interne du service, elle ne souffrait plus ; sa menstruation s'était régularisée, et il ne s'était plus reproduit de pertes sanguines, comme on en avait observé une fois, deux mois environ après son opération. Nous signalons le fait, pour mettre en garde contre un jugement trop rapide qu'on pourrait porter contre l'ignipuncture ou la résection partielle, jugement qui aurait pu dans le cas particulier faire croire à un échec, alors qu'au contraire il s'agit d'un succès complet.

Des sept malades opérées en 1893 et dont nous avons pu avoir récemment des nouvelles, cinq n'ont conservé aucune douleur ; deux autres ont conservé quelques douleurs, mais très atténuées, et leur état s'est considérablement amélioré. Enfin, sur les sept malades, trois sont devenues enceintes, et deux ont accouché normalement, la troisième a fait une fausse couche.

L'observation V a trait à une femme de vingt-quatre ans, souffrant de douleurs abdominales très vives, et atteinte d'ovarite diffuse. Cette malade avait déjà subi un curettage et une amputation de Schrœder qui n'avaient donné aucun résultat. Devant la persistance des douleurs, M. Pozzi fit une double ignipuncture profonde. La malade guérit sans incident, et sa santé ne tarda pas à se rétablir complètement. En décembre 1893, c'est-à-dire huit mois et demi après l'opération, la femme devint enceinte. A la même époque la malade contracta une blennorrhagie, elle avorta ; ses annexes devinrent malades, et on fut obligé de faire une castration ovarienne double.

A la femme de l'observation VI, on ne put conserver qu'un ovaire, et encore dut-il être réséqué en grande partie. Pourtant cette femme, qui souffrait depuis quatre ans, et dont la menstruation était anormale, recouvra une santé parfaite, devint enceinte et accoucha à terme ; la guérison ne s'est point démentie après cet accouchement.

Chez une autre malade (VII), opérée en ville, par M. Pozzi, il s'agissait d'un gros kyste de l'ovaire gauche, en voie de putréfaction, pour lequel on intervint. Les annexes gauches comprises dans le pédicule furent enlevées, et l'on constata que l'ovaire droit était gros, blanchâtre, à surface lisse et bourré de petits kystes. Ces kystes furent crevés au thermocautère, et un gros kyste folliculaire fut réséqué avec la portion attenante de l'ovaire ; les bords de la partie restante furent suturés au catgut.

Cette femme a été revue en juillet 1894. Elle nous affirme qu'elle ne souffre nullement, que ses règles viennent aux époques normales, qu'elles ne sont plus douloureuses, et d'abondance ordinaire. Cette guérison date d'un an.

Une autre malade (Obs. VIII) souffrait depuis huit ans. Ces douleurs très vives l'obligèrent à entrer deux fois à l'hôpital. On lui appliqua les traitements médicaux, et de plus on lui fit la dilatation utérine et des injections de teinture d'iode. Aucun de ces traitements ne put la soulager et M. Pozzi fut obligé d'intervenir par la laparotomie. On trouva des ovaires atteints d'ovarite diffuse et des trompes saines. On se contenta de faire des pointes de feu profondes dans le tissu ovarien œdématié. La malade guérit si bien que, trois mois après, elle était enceinte et accoucha à terme. Nous avons revu cette femme et son enfant en novembre 1894. La mère n'a plus de douleurs, sa santé est excellente.

L'histoire qui va suivre est plus complexe (Obs. IX).

Il s'agit d'une laparotomie itérative. La malade, opérée une première fois par M. Picqué, avait une double lésion des annexes. Les annexes gauches très malades furent enlevées, les droites moins atteintes laissées en place, sans aucun traitement. Peu de temps après, la malade présenta des phénomènes de périmétrite aiguë attribuée à

l'infection du pédicule de l'ovaire enlevé. Une deuxième
laparotomie décidée, on trouva à gauche une masse
coiffant l'utérus et fortement adhérente à lui, formée par
des anses intestinales agglutinées ; à droite, un ovaire
scléro-kystique. Après s'être préalablement assuré de la
perméabilité de la trompe, on réséqua un gros kyste folliculaire et on creva quatre petits kystes au thermocautère.
Nous avons revu cette femme en novembre dernier ; elle
a encore quelques douleurs ; mais lorsque nous lui deman-
dons si elle est contente du résultat opératoire, elle nous
répond très nettement que les douleurs qu'elle éprouve
sont insignifiantes, et qu'elle ne regrette nullement de
s'être prêtée à l'intervention.

La malade de l'observation X souffrait depuis huit ans,
depuis sa première couche ; et les douleurs, devenues
plus vives depuis trois ans, l'avaient mise dans un état
de nervosisme des plus pénibles. L'ovaire gauche contenait un kyste séreux du volume d'une grosse noisette. Ce kyste fut réséqué et deux petits kystes ponctionnés au thermocautère ; l'ovaire droit était sain. La
malade, qui avait de si fortes douleurs pour de si minimes
lésions ne tarda pas à se rétablir. Le 9 mars 1894, elle
a donné de ses nouvelles : elle est bien réglée et n'a
plus de souffrances, si ce n'est pourtant quelques vagues
douleurs du côté gauche.

L'histoire de la dernière opérée (Obs. XI) est plus complexe. Il s'agit d'une femme exaltée, impressionnable,
mais non hystérique qui, depuis peu, a des douleurs
abdominales mal localisées, siégeant dans les fosses
iliaques et les reins. Les règles sont très abondantes et
douloureuses. L'examen physique fait constater une

tumeur du volume d'une tête de fœtus, semblant siéger
dans le ligament large gauche. Le kyste et les annexes
correspondantes enlevées, on trouva un ovaire droit
micro-kystique et une trompe saine; l'ovaire fut cautérisé
au thermocautère. Cette femme resta plusieurs mois sans
souffrir; puis, les douleurs réapparurent, et M. Pozzi,
consulté, constata de l'entéroptose et conseilla le port
d'une ceinture de Glénard. Cette ceinture produisit un
bon effet. Revue le 25 novembre 1894, la malade, qui
souffrait à droite, souffre maintenant du côté gauche et
présente un rein mobile à droite. L'examen gynécologique montre un cul-de-sac normal à gauche; à droite,
il existe un ovaire un peu gros et un peu douloureux à
la pression. Nous sommes ici en présence d'un demi-
succès, car la malade dit nettement avoir été très soulagée par l'opération subie; il faut avouer qu'il est difficile de démêler ce qui, dans la production de la douleur,
revient à l'entéroptose ou à l'ovaire.

L'analyse des cas qui vont suivre, au nombre de 10,
sont plus récents; ils datent de 1894, mais ont tous six
mois d'existence au moins. Sur ces 10 cas, il y a 7 succès
et 3 insuccès.

La première de ces malades (Obs. XII) souffrait, depuis
quatre ans, des deux côtés du ventre; les règles étaient
très douloureuses et très abondantes. A deux reprises, la
malade avait eu des métrorrhagies pour lesquelles on
avait fait deux curettages. A la suite du second, elle n'eut
plus de pertes de sang, mais les douleurs augmentèrent,
si bien que la malade, incapable de tout travail, entra, en
janvier dernier, dans le service de M. Pozzi. L'ovaire
gauche était petit et très adhérent, on y pratiqua quatre

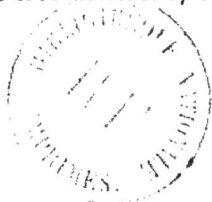

3

points d'ignipuncture; l'ovaire droit, au contraire, était gros, mollasse, œdématié, et contenait un kyste du volume d'un haricot. Ce kyste fut réséqué, et l'ovaire lardé de pointes de feu.

La malade, revue en novembre dernier, ne souffre plus; ses règles sont normales. Il existe encore pourtant de très légères douleurs, tantôt à droite, tantôt à gauche, à l'occasion de fatigues, mais la malade elle-même nous dit qu'elle n'attache qu'une très médiocre importance à ces douleurs très supportables.

La deuxième opérée (Obs. XIII) souffrait, depuis quatre ans, de douleurs très vives qui l'obligeaient parfois à garder le lit. Laparotomisée pour un kyste ovarique gauche (ablation des annexes gauches), elle avait un ovaire droit doublé de volume et bosselé à la surface. La portion externe dégénérée fut réséquée, la portion restante fut criblée de quinze points d'ignipuncture. Cette femme nous affirme (25 novembre 1894) ne ressentir aucune douleur depuis son opération et avoir des règles normales.

Cette autre malade (Obs. XIV), outre son ovarite chronique caractérisée par de vives douleurs et par des troubles menstruels, avait aussi un utérus infecté. L'ignipuncture des ovaires a fait disparaître les douleurs; néanmoins il persiste encore quelques faibles douleurs qui, pour nous, tiennent à la métrite. L'examen, pratiqué le 25 novembre 1894, nous a, en effet, montré un utérus gros, à col hypertrophié et granuleux. Nous ne doutons pas qu'un Schrœder fasse disparaître ces petites douleurs. La malade pourtant refuse l'intervention en disant qu'elle souffre trop peu pour subir une deuxième opération.

Les observations qui suivent ne présentent rien de spécial que nous n'ayons déjà signalé ; aussi ne ferons-nous
que mentionner le résultat opératoire, renvoyant pour les
détails aux observations résumées à la fin de ce travail.

Observation XV : Ablation d'un ovaire ; résection partielle et ignipuncture de l'autre. Revue en novembre 1894 ;
complètement guérie ; règles normales ;

Observation XVI : Ignipuncture des deux ovaires. —
Guérison. Encore quelques petites douleurs ; la malade se
dit très soulagée ;

Observation XVII : Ignipuncture des deux ovaires. —
Guérison ;

Observation XVIII : Ignipuncture des deux ovaires.
— Guérison. Il reste de la métrite chronique, et la
malade devrait subir l'opération, de Schrœder ;

Observation XIX : Ignipuncture double. — Améliora-
tion. Il reste encore des douleurs, surtout du côté droit.
Les règles sont encore douloureuses.

Après cette longue série de résultats positifs, il nous
reste à enregistrer 3 cas, dans lesquels le traitement a
complètement échoué. Les femmes ont continué à souffrir comme avant l'opération, et l'on a dû intervenir à
nouveau.

Le premier de ces insuccès (Obs. XX) a trait à une
femme de trente-quatre ans, qui souffrait à la suite de
deux fausses couches. Cette malade, dont les douleurs
étaient vives, avait subi un curettage qui n'avait donné
aucun résultat. Les deux ovaires, fortement dégénérés,
avaient l'aspect d'une morille. On pratiqua la résection
partielle et quelques points d'ignipuncture.

Cette femme continua à souffrir, et ses douleurs ne

cédèrent qu'à une deuxième intervention, qui consista en une castration double, faite par la laparotomie.

L'opérée de l'observation XXI n'a également retiré aucun bénéfice de l'intervention. Il s'agissait d'ovaires gros et parsemés de petits kystes traités par l'ignipuncture.

Le troisième insuccès (Obs. XXII) se rapporte à une jeune femme de dix-neuf ans, qui avait des douleurs vives des deux côtés du ventre. Depuis plus de six mois, la malade perdait du sang d'une façon continue. Trois curettages successifs furent faits sans aucun résultat. A l'examen, on constatait un utérus normal, comme aspect, dimension et situation. Dans les culs-de-sac, on percevait les ovaires qui paraissaient gros et étaient extrêmement douloureux à la pression. M. Pozzi fit la laparotomie et constata une ovarite double avec des trompes saines. L'un d'eux, qui paraissait complètement perdu, fut enlevé; l'autre fut lardé de pointes de feu. Les résultats furent nuls, la malade continua à souffrir et à perdre du sang. Devant l'insuffisance des moyens précédents, M. Pozzi se décida à faire l'hystérectomie. L'utérus était fongueux et présentait une disposition spéciale; la cavité utérine avait la forme d'un T; les branches horizontales du T étaient longues, et la curette n'avait pu pénétrer jusqu'à leur extrémité où il existait encore une muqueuse végétante. Dans la branche verticale, où la curette avait passé, il n'y avait plus de fongosités. A part cette endométrite, l'utérus paraissait absolument sain. La disposition spéciale de la cavité utérine explique peut-être l'insuffisance du curettage dans ce cas.

Quelles conclusions devons-nous tirer de cette analyse?

L'opération n'offre aucune gravité. M. Pozzi a pratiqué la laparotomie, pour ovarite scléro-kystique ou diffuse, une soixantaine de fois, et aucune de ses malades n'a succombé.

On n'a jamais observé aucune complication post-opératoire. Delaunay a signalé une légère élévation thermique au troisième ou au quatrième jour ; mais il n'attribue aucune importance à cette ascension, qui n'entrave en rien la guérison. Pour notre part, nous avons revu les feuilles de température des malades opérées devant nous, et nous avons vu que cette élévation de température s'était produite dans plusieurs cas ; elle n'a d'ailleurs pas dépassé 38°,5, et n'a jamais apporté le moindre retard à la guérison opératoire.

Il n'y a pas eu de désunion de la plaie, et une seule fois il y a eu suppuration de la paroi (Obs. XXII). La suppuration a entraîné chez cette malade la formation d'une fistule pariétale permanente, qui n'a guéri que par une excision du trajet.

L'éventration consécutive à la laparotomie ne s'est jamais produite, ce qui pour nous tient à la petite incision (6 centimètres) dont se sert M. Pozzi et à la suture en surjet à triple étage qui termine l'opération [1].

---

[1] Les deux plans profonds, péritoine, muscles et aponévrose, sont suturés par un surjet continu au catgut et à deux étages (employé pour la première fois en France, par M. Pozzi, depuis 1886. Décrit par lui en octobre 1887 à la Société de chirurgie, Bullet. et mémoires, p. 577). La peau est réunie par une suture continue à la soie, dite suture intra-dermique (employée pour la première fois en France, par M. Pozzi, depuis 1893. Décrite par lui à la Société de chirurgie, avril 1894, Bullet. et mémoires, p. 145).

Ce mode de réunion a le grand avantage de produire un affrontement parfait et de ne laisser sur la peau qu'une trace imperceptible ; c'est à ce point qu'il faut positivement chercher la suture pour la voir. Une femme, opérée d'un hématosalpinx par M. Pozzi, se présenta dans un autre service pour des douleurs persistantes. L'interne ne pouvait croire la malade qui disait avoir été laparotomisée, tant la cicatrice était peu apparente. Cette suture, parfaite

Sur vingt-trois malades ayant subi l'ignipuncture ou la résection partielle, dix-neuf ont été guéries ; sur les dix-neuf, treize n'ont plus ressenti aucune douleur et ont eu une menstruation régulière ; six seulement ont conservé quelques petites douleurs, mais si légères que les malades, très faiblement incommodées, ont pu vaquer à leurs occupations ; une femme n'a été qu'améliorée ; trois autres n'ont retiré aucun bénéfice de l'opération. Enfin, quatre malades sont devenues enceintes ; trois ont accouché à terme d'enfants vivants ; une a fait une fausse couche.

Pour terminer, nous signalerons qu'aucune des malades n'a présenté les troubles plus ou moins graves consécutifs à la castration double, signalés dans la thèse de M. A. Martin.

---

au point de vue plastique, est, comme nous le prouvent les opérées de notre maître, d'une solidité remarquable, puisque jamais nous n'avons observé d'éventration, malgré les accouchements qui ont parfois succédé à ces opérations.

DISCUSSION

Ce qui précède, les résultats obtenus nous dispense-
raient à la rigueur de tout commentaire ; cependant nous
tenons à répondre aux diverses objections faites à l'opération que nous préconisons.

L'ovarite scléro-kystique a été sujette à de nombreuses
controverses. Pour les uns, c'est une lésion banale, sans
importance et tout à fait insuffisante à expliquer les
symptômes douloureux. Il s'agirait de femmes hystériques, contre lesquelles l'opération agit par suggestion.
Pour d'autres, l'ovaire scléro-kystique est un ovaire perdu
au point de vue de la fonction, et toute opération conservatrice est illogique, puisqu'on ne conserve qu'un
organe inutile et à jamais détruit.

Il est facile de répondre à ces deux ordres d'argu-
ments. Le premier ne peut s'appliquer ou s'applique
surtout à des malades hystériques. Le mémoire de
White, cité par M. Richelot[1], montre les guérisons obte-

----

[1] « The supposed curative effect of operations *per se* ». Analysé par M. Ri-
CHELOT, *Union médicale*, 15 septembre 1891.

nues par les opérations *per se*. Mais, outre que ces opérations manquent souvent leur but, nous pouvons affirmer qu'aucune des malades revues par nous ne
présentait aucun stigmate d'hystérie[1] ; quelques-unes
étaient d'humeur bizarre, de sentiments exagérés, d'un
nervosisme outré, mais jamais nous n'avons retrouvé
aucun stigmate avéré d'hystérie. On ne peut donc nous
dire que, si les opérations faites par M. Pozzi, ont
réussi, c'est qu'il s'agissait d'hystérie. Bien plus, nous
allons citer 2 cas où il existait de l'ovarite scléro-kystique
qui ne fut point traitée ; l'on n'obtint aucun résultat malgré l'ablation des annexes d'un côté dans l'un et l'hystéropexie dans l'autre.

La première de ces observations nous est fournie par
une malade citée dans la thèse de notre ami A. Martin,
de Rouen (page 26). Cette femme avait de très vives
douleurs, et, une fois la paroi abdominale ouverte, on
constata que les deux ovaires étaient inégalement atteints.
Le gauche ressemblait à une grosse figue trilobée, bourrée
de petits kystes ; il fut enlevé. Le droit, au contraire, ne
présentait que deux petits kystes et quelques adhérences ;
il fut laissé en place. (M. Pozzi ne faisait pas encore la
résection partielle et l'ignipuncture.) La malade ne souf-
frit plus du côté gauche, mais continua à souffrir du côté
droit.

Les douleurs allèrent même en augmentant, et l'on
constata par le toucher, plus de deux ans après la laparotomie, que l'ovaire, qui paraissait si peu altéré au moment de l'intervention, avait augmenté de volume, était

---

[1] Sauf une (Obs. IV), qui était nettement hystérique.

très douloureux à la pression et était apparemment aussi
malade que le gauche au moment de son ablation. Nous
sommes en droit de conclure que si, après avoir enlevé
l'ovaire gauche, on eût appliqué l'ignipuncture à l'autre
ovaire, qui présentait des lésions au début, on eût fait
rétrocéder l'affection et l'on eût obtenu la guérison.

De plus, si la lésion du côté gauche n'eût pas été
plus avancée que celle du côté droit, aurait-on attaché
quelque importance à de si minimes lésions et n'eût-on
pas mis les phénomènes douloureux sur le compte du
nervosisme de la malade ?

Le deuxième fait nous est fourni par une observation
plus récente. Une jeune femme souffrait du ventre et,
outre ses douleurs ovariennes, présentait une rétroflexion.
La laparotomie fit constater des ovaires scléro-kystiques
et des trompes saines. Le chirurgien qui opérait la malade, mettant les phénomènes douloureux sur le compte
de la rétroflexion, se contenta de faire l'hystéropexie sans
toucher aux annexes. Les douleurs n'en continuèrent pas
moins, aussi vives qu'avant l'opération, et la malade ré-
clama de nouveaux secours. M. Pozzi pratiqua alors
l'ablation des annexes d'un côté et la résection de l'ovaire
du côté opposé. Cette femme, bien qu'opérée récemment
(il y a trois semaines), est améliorée. La guérison sera-
t-elle durable ? Nous l'ignorons, mais nous pouvons l'espé-
rer. Cette observation prouve, en tout cas, que la laparotomie simple et l'hystéropexie ne peuvent rien contre les
ovaires scléro-kystiques. La lésion ovarienne avait paru si
peu importante qu'on avait jugé à propos de s'abstenir,
et cependant la suite a prouvé que l'ovaire était bien
la seule cause du mal.

L'ovarite scléro-kystique est donc une lésion sérieuse qu'il faut traiter; c'est bien elle qui produit la douleur et les troubles menstruels ; mais est-elle si grave que tout ovaire atteint est impropre à la fécondation ? Les faits prouvent le contraire.

M. Routier [1], parlant de l'ignipuncture pour ovarite scléro-kystique, dit qu'il n'a jamais observé de grossesse consécutive à l'opération. Pour cet auteur on ne devrait même plus faire de castration unilatérale, s'il était démontré que l'ovaire polykystique n'est plus apte à la fécondation. « Cette preuve est presque faite. Conzette, Pilliet l'affirment d'après leurs études anatomiques. Les malades que j'ai observées confirment cliniquement leurs assertions ; je n'ai jamais su qu'une des malades de cette catégorie soit devenue enceinte. »

Tant pis pour l'histologie, car nos observations vont démontrer le contraire. M. Pozzi, dans son mémoire, avait déjà répondu à des objections théoriques, et l'on savait que la moindre parcelle d'ovaire sain pouvait contenir une quantité d'ovules suffisante pour fournir à toute la vie génitale de la femme. La persistance constante des règles après les opérations partielles et l'intégrité de la trompe reconnues, il était permis de supposer que les opérées pourraient devenir enceintes, et c'est ce que l'expérience a démontré. Sans parler des cas déjà cités de Martin (de Berlin) et de Schrœder, revenons à nos observations. Quatre des malades de M. Pozzi sont devenues grosses; trois ont accouché à terme ; et une quatrième a fait une fausse couche.

[1] ROUTIER, « Castration unilatérale chez la femme, sa valeur ». *Médecine moderne*, avril 1891.

Dans un premier cas, il s'agissait d'une femme ayant eu cinq enfants. L'ovaire gauche était criblé de kystes séreux et sanguins saillants ; le reste de l'ovaire était fibreux et vermiculé. La trompe rouge épaissie était perméable. Vu la dégénérescence trop avancée de cet ovaire, il fut enlevé. L'ovaire droit présentait à sa partie externe une saillie du volume de deux pois, constituée par un kyste du corps jaune ; le reste paraissait sain. La trompe était normale. Résection d'un quart de l'ovaire. Cette femme, à qui il ne restait que les trois quarts d'un ovaire, a accouché, dix-neuf mois après l'opération, d'un enfant à terme, bien constitué et pesant 3 kg. 200. Cet enfant continue, d'ailleurs, à se bien porter. L'accouchement s'est fait normalement, en présentation du sommet. Il n'y a eu aucune modification fâcheuse vers la cicatrice abdominale qui a bien résisté.

La seconde malade avait de gros ovaires, mollasses, œdémateux, parsemés de points dépressibles. Ces ovaires furent criblés de pointes de feu (onze pointes à droite, douze à gauche). On termina l'opération par la fixation de l'utérus à la paroi abdominale.

L'opérée, qui n'avait pas eu d'enfants depuis cinq ans, devint enceinte trois mois après la laparotomie, et accoucha à terme, le 24 janvier 1894, d'un enfant bien conformé, pesant 2 kg. 870. L'accouchement a été normal, en présentation du sommet. La cicatrice est restée solide.

La troisième malade avait des lésions peu accentuées ; l'ovaire gauche était légèrement adhérent et présentait un kyste sanguin de la grosseur d'un gros pois, et trois autres saillies transparentes. L'ovaire droit était comme étiré, et la présence d'un kyste folliculaire, à son extrémité externe, lui donnait l'aspect moniliforme. Les lésions étaient analogues à celles de l'autre ovaire. Les kystes furent ouverts et cautérisés au thermocautère, et l'on fit l'hystéropexie. Cette femme a accouché, en septembre 1894, à la clinique Baudelocque. Accouchement à terme d'un enfant bien constitué. Pas d'éventration.

La quatrième malade était une femme de vingt-quatre ans, qui n'avait eu aucune grossesse. Les ovaires étaient gros, mollasses ; ils furent lardés de pointes de feu.

En décembre 1894, cette femme devint enceinte, mais contracta à la même époque une blennorrhagie et avorta.

Les malades, dont nous venons de raconter l'histoire, ont subi des opérations diverses, une fois la résection partielle, et trois fois l'ignipuncture. Dans 2 cas, on a fait l'hystéropexie. Si la troisième malade avait une dégénérescence scléro-kystique peu avancée, il n'en est pas de même pour la première malade, dont les ovaires étaient si atteints qu'il a fallu en sacrifier un et le quart de l'autre. Dans les cas où l'on a pratiqué l'ignipuncture, nous avons noté le nombre considérable des pointes de feu qui ont traversé l'ovaire. Il est à présumer que bien peu de tissu ovarien avait résisté à la destruction ; et pourtant, si peu qu'il en soit resté, ce peu a été suffisant pour permettre la fécondation.

La conclusion de ce qui précède est donc que l'ovarite scléro-kystique, loin d'entraîner fatalement la stérilité, ne pourrait y conduire que si elle était complète. Au point de vue pratique tout ovaire, dont la dégénérescence totale et absolue n'est pas évidente, ne doit être réséqué qu'en partie, car nous avons montré combien il fallait peu de tissu ovarien pour conserver la fécondité.

Dans ces derniers temps, un nouveau livre très remarquable a paru [1], dans lequel la question qui nous occupe
est présentée sous un jour nouveau: nous voulons parler
de la névralgie pelvienne. M. Richelot définit cette affection de la façon suivante : « Les phénomènes douloureux,
graves, permanents, rebelles qui ont pour siège l'utérus
et les ovaires, ne correspondent à aucune lésion définie
et s'accompagnent d'un état névropathique plus ou moins
accentué. » L'examen montre des points douloureux
vagues, et, s'il y a un maximum d'intensité douloureuse,
il n'en est pas moins vrai que c'est l'appareil tout entier
qui est responsable. L'utérus est à sa place, normal; les
culs-de-sac vaginaux sont souples; il n'y a ni saillie, ni
empâtement, mais sensibilité exquise du col utérin, des
culs-de-sac, des fosses iliaques.

Depuis la lecture de cet ouvrage, frappé que nous
étions par la similitude de ce tableau clinique et de celui
présenté par des malades opérées devant nous, nous
avons recherché avec plus de soin les signes indiqués par
M. Richelot, et nous sommes arrivé aux conclusions
suivantes. Chez certaines malades nous avons trouvé des
douleurs continues durant depuis des années, s'accompa-
gnant de perturbations menstruelles. Les traitements
médicaux les plus variés n'avaient rien donné. Les
malades étaient des arthritiques nerveuses, comme l'en-
tend M. Richelot.

Malgré ces grandes douleurs, l'examen physique était
à peu près négatif; les culs-de-sac étaient souples ; et le
toucher, extrêmement douloureux, permettait de consta-

[1] G. RICHELOT, *l'Hystérectomie vaginale*. Paris. 1894.

ter que tout était douloureux, mais que pourtant il existait un point de sensibilité maximum assez mal limité,
d'ailleurs, au niveau d'un des culs-de-sac; d'autres fois,
l'ovaire était perceptible au doigt et très douloureux; mais,
sans la souffrance très vive, il eût été bien difficile d'affirmer une lésion ovarienne. Il nous paraît que cet ensemble
symptomatique est tout à fait conforme à celui décrit
sous le nom de grande névralgie pelvienne. Nous sommes
convaincus que ces maladies, qui pour notre maître étaient
des ovarites chroniques, auraient été de grandes névralgies pelviennes pour M. Richelot.

Ces femmes laparotomisées, que constatait-on? Des
lésions très variables, parfois légères, d'autres fois très
accentuées; il s'agissait tantôt d'ovaires mous, œdémateux, tantôt, au contraire, et plus souvent, d'ovarite
scléro-kystique. Il ressort pour nous de ce qui précède,
que la clinique est souvent impuissante à faire un diagnostic complet, et que telle lésion, petite ou grosse, passe-
rait inaperçue si nous n'avions pour nous guider le symptôme douleur qui, lui, est constant.

Aussi pensons-nous que, si la névralgie pelvienne existe,
ce que nous ne voulons pas nier, il n'en est pas moins
vrai que bon nombre de prétendues névralgies ne sont que
des ovarites scléro-kystiques ou diffuses dans lesquelles
les signes physiques sont obscurs, bien que parfois les
lésions soient très considérables. Ce qui le prouve, c'est
l'efficacité du traitement naturel dirigé sur l'ovaire lui-
même: ce qui ne pourrait arriver si l'ovaire avait toujours un rôle aussi effacé que celui qu'on lui prête.

Quoi qu'il en soit, que faire à ces malades? Nous ne
rejetons pas l'hystérectomie comme une mauvaise opé-

ration ; loin de là, nous la jugeons excellente puisqu'elle
enlève l'ovaire malade ; mais nous croyons faire aussi
bien et à moins de frais.

Notre choix, entre la castration double et l'ignipuncture serait déterminé par une considération pour nous
de tout premier ordre : l'âge de la malade.

Si la femme est jeune, et c'est le cas des opérées de
M. Pozzi, il faut tout faire pour lui conserver sa fécondité.
Nous savons qu'il est possible de guérir sans extirper,
et alors pourquoi ne pas essayer d'abord une opération
conservatrice que nous avons montrée être efficace et non
dangereuse. Si cette opération ne réussit pas, si la dégénérescence continue sa marche, il sera toujours temps
d'avoir recours à l'hystérectomie vaginale.

Si la femme est âgée, si elle approche de la ménopause,
nous n'aurons pas les mêmes scrupules ; et, pour peu
que nous puissions penser que la lésion ovarienne ne
soit pas la seule cause de la douleur, que nous consta-
tions une lésion utérine, nous n'hésiterons pas à pro-
poser la castration, et, puisque M. Richelot nous a
montré les beaux résultats obtenus par l'hystérectomie
vaginale, nous choisirons volontiers sa méthode.

OBSERVATIONS

Observation I

Marie C..., femme Vaut..., vingt-trois ans. (*In* thèse Delaunay.) Recueillie par A. Martin, interne du service.

A dix-huit ans, fausse couche de trois mois. Depuis cette époque, douleurs dans le ventre, plus accentuées à gauche. Ces douleurs, d'abord intermittentes, sont devenues continuelles. Depuis un an, ces douleurs sont très vives; elles siègent toujours à gauche, mais s'irradient dans les reins et la cuisse gauche.

Les règles sont régulières, d'abondance normale, mais très douloureuses.

Depuis cinq ans, pertes blanches.

A l'examen, on constate que l'utérus est petit, en antécourbure très accusée. A gauche, l'ovaire est doublé de volume; on sent un petit kyste para-ovarien, gros comme une amande. A droite, l'ovaire est petit et prolabé dans le cul-de-sac postérieur.

Laparotomie, le 3 juillet 1891. — L'ovaire gauche complètement dégénéré est enlevé. L'ovaire droit est scléro-kystique; une grande partie de l'organe est réséquée, le reste est suturé au catgut. La trompe adhérente, comme l'ovaire, est perméable.

Les adhérences sont rompues, et la trompe étalée sur le moignon ovarien est fixée dans cette situation par trois points de suture. (Salpingorrhaphie.)

Suites opératoires. — Sort complètement guérie, dans les premiers jours d'août.

Suites éloignées. — Cette malade a été revue plusieurs fois, la guérison s'est maintenue. Les douleurs ont complètement disparu. Les règles, un peu plus abondantes qu'avant l'opération, sont très régulières et non douloureuses ; et, le 20 novembre dernier, la malade écrivait à M. Pozzi que « sa santé était des plus florissantes, grâce à l'opération qu'elle avait subie ».

OBSERVATION II

Jenny R..., vingt-quatre ans. (*In* thèse Delaunay.)

Pas d'enfants. Fausse couche de quatre mois en 1889. Six mois après, la malade commence à souffrir, en même temps que des flueurs blanches abondantes se montrent. Les douleurs, d'abord contenues et marquées, surtout dans les deux fosses iliaques, sont devenues, par la suite, intermittentes et se montraient sous forme de crises, revenant toutes les six semaines. Les règles étaient irrégulières, abondantes, parfois même ménorrhagiques et douloureuses.

A l'examen, on trouvait un col utérin ramolli, granuleux, déchiré à gauche. L'utérus était antéfléchi et peu mobile.

A gauche, trompes et ovaires étaient douloureux et adhérents au pelvis. A droite, l'ovaire était accolé à l'utérus et un peu douloureux.

Laparotomie, le 5 mars 1892. — On enlève les annexes gauches qui sont considérées comme trop malades. Les annexes droites sont adhérentes, les lésions de sclérose de

5

l'ovaire sont surtout marquées vers le bord libre. On enlève la portion sclérosée de l'ovaire par deux incisions parallèles à l'axe de l'ovaire, et les deux bords de l'incision sont réunis par un surjet de catgut. La trompe, rouge et un peu épaissie, est perméable; elle est étalée et fixée par quatre points de suture sur le moignon de l'ovaire restant.

Suites opératoires. — Des plus simples. Pendant quatre ou cinq mois, la malade a continué à souffrir; les règles étaient très douloureuses.

Suites éloignées. — La malade a été revue à deux reprises. Une première fois, par Delaunay, en 1893. A cette époque, les douleurs avaient complètement disparu, et les règles étaient normales. Une seconde fois, en novembre 1894, par de la Nièce, et, cette fois, la guérison s'était maintenue. Il n'y avait plus ni douleurs, ni troubles menstruels.

OBSERVATION III

Cat..., Anne, femme Per..., 23 ans.

Douleurs très vives dans le ventre, accompagnées de leucorrhée abondante. Règles irrégulières, abondantes et très douloureuses. L'examen montre, à gauche, des annexes grosses, bosselées, adhérentes à l'utérus. A droite, on sent l'ovaire de volume normal, mais très douloureux à la pression.

Laparotomie, le 26 décembre 1892. — Ovarite double, ignipuncture de l'ovaire droit; ablation des annexes gauches.

Suites opératoires. — Des plus simples; la malade quitte l'hôpital un mois après, complètement guérie.

Suites éloignées. — La malade est revue le 20 novembre 1894. Les douleurs ont complètement disparu. Les règles sont devenues régulières; elles sont moins abondantes qu'avant l'opération; elles ne sont plus douloureuses. La malade nous écrit qu'elle est très contente ; elle est guérie complètement.

OBSERVATION IV

Ovarite mégalo-kystique double. — Rétroflexion adhérente de l'utérus. — Laparotomie, ignipuncture. — Hystéropexie. — Grossesse consécutive et accouchement à terme d'un enfant bien portant. (*In* thèse Delaunay.)

La nommée Julia S..., femme M..., âgée de vingt-neuf ans, entrée à l'ascal, le 12 novembre 1892, est sujette à des crises nerveuses avec chute et perte de connaissance.

Deux accouchements. Depuis le dernier, en 1890, la malade souffre du ventre. Les douleurs sont surtout marquées à gauche ; elles sont continues, lancinantes, accrues au moment des règles. Au moment de l'opération, les douleurs étaient devenues si vives que tout travail était impossible. Il y avait une leucorrhée très abondante, et les règles venaient tous les quinze jours.

L'examen sous le chloroforme montra un utérus en rétroflexion. A gauche et en arrière, on sentait les annexes indurées, légèrement augmentées de volume et paraissant adhérentes. A droite, le cul-de-sac était libre, mais les annexes étaient prolabées dans le Douglas, indurées, mamelonnées.

Laparotomie, le 16 décembre 1892. — A l'ouverture du ventre, il s'écoule un peu de liquide ascitique ; puis, la main déchire quelques adhérences filamenteuses, qui retiennent l'utérus en arrière. L'ovaire gauche est légèrement adhérent ; il présente à sa surface une petite saillie du volume d'un gros pois formé par un kyste sanguin, et trois autres petites saillies contenant un liquide séreux. Ces kystes sont incisés au thermocautère, et leur cavité cautérisée.

A droite, mêmes lésions ; l'ovaire offre une forme spé-

ciale ; il est comme étiré suivant sa longueur, et la présence
d'un kyste folliculaire sanguin à son extrémité interne lui
donne un aspect moniliforme. Le kyste sanguin est ouvert
et cautérisé au thermocautère.

L'utérus est fixé à la paroi abdominale par trois points de
suture à la soie. Une mèche de gaze iodoformée est placée
dans le Douglas pour assurer le drainage et servir de soutien
à l'utérus.

Suites opératoires. — Très bonnes, mais la malade a continué à souffrir du ventre.

Suites éloignées. — Revue par M. Delaunay, en 1893, elle
accuse les mêmes douleurs qu'avant l'opération. L'examen
démontrait que les culs-de-sac étaient souples et indolores.

Cette femme est devenue enceinte vers le mois de décembre 1893. Sa grossesse a été normale et n'a présenté
aucun incident utile à noter. Elle a accouché, en septembre 1894, d'un enfant vivant et bien constitué, de poids
normal. Depuis cette époque, elle ne souffre, paraît-il, plus,
du moins à ce que nous a affirmé M. le Dr Wallich [1].

OBSERVATION V

Marguerite F..., femme Lelie..., vingt-quatre ans.

Pas de grossesse, ni de fausse couche.

A vingt-trois ans, infection blennorrhagique, mictions
douloureuses et flueurs blanches épaisses et abondantes. Peu
après, douleurs dans le ventre surtout à gauche. On lui fait
alors un curettage et une amputation du col qui ne donnent
aucun résultat.

La malade souffre des deux côtés du ventre, mais surtout
à gauche. Les règles sont irrégulières, abondantes et douloureuses.

[1] Cette observation sera publiée ultérieurement par MM. Pozzi et Wallich.

L'examen montre un utérus antéfléchi. Dans le cul-de-sac latéral gauche, on sent l'ovaire prolabé en arrière, augmenté de volume, mais mobile. A droite, on constate les mêmes lésions.

Laparotomie, le 15 mars 1893. — L'ovaire gauche est gros, mollasse, œdémateux ; on y pratique neuf pointes de feu profondes. Le volume de l'organe diminue alors d'un quart. A droite, les lésions sont les mêmes. — Huit pointes de feu.

Suites opératoires. — La malade quitte le service, guérie. Elle est revue quatre mois après l'opération : elle ne souffre plus ; les règles sont régulières et non douloureuses.

Suites éloignées. — Revue en janvier 1894, la malade, qui avait été complètement guérie, a souffert en décembre 1893. Depuis ce moment, la malade se plaint de malaises et de bouffées de chaleur. Ces troubles coïncident avec un arrêt des règles qui jusqu'alors avaient été très régulières. On constate par le toucher que l'état local est parfait, et l'on soupçonne une grossesse.

Cette grossesse existait en effet, et elle a évolué pendant quelques mois ; puis, la malade a avorté.

A cette époque, la malade est de nouveau infectée ; douleurs en urinant, flueurs blanches. Les douleurs réapparaissent ; et M. Pozzi pratique alors une laparotomie.

OBSERVATION VI

Marie D..., femme T..., trente-cinq ans. (*In* thèse Delaunay.)

Quatre accouchements normaux. À la suite du troisième, il y a onze ans, la malade a commencé à souffrir du ventre. Ces douleurs abdominales ont augmenté, et les règles sont devenues irrégulières à la suite de la quatrième grossesse, il y a quatre ans.

On sent les annexes gauches qui forment une petite tumeur dure, mamelonnée.

Laparotomie, le 10 février 1893. — Ablation des annexes gauches; résection partielle de l'ovaire droit.

Suites opératoires. — Bonnes. La malade quitte l'hôpital, ne souffrant plus.

Suites éloignées. — Revue le 25 novembre 1894, la malade ne souffre plus du ventre. Ses règles sont régulières, moins abondantes qu'avant l'opération et non douloureuses.

La malade est devenue enceinte et a accouché le 12 septembre 1894, d'un enfant vivant, pesant 3 kg., 2. Les couches ont été normales. La cicatrice est restée intacte, et la malade n'a pas souffert après ce dernier accouchement.

OBSERVATION VII

Mme X..., opérée en ville.

Cette femme, atteinte d'un kyste de l'ovaire gauche, outre les symptômes dus à son kyste, avait des douleurs abdominales très fortes, des règles abondantes et très douloureuses.

La *laparotomie*, pratiquée le 23 juillet 1893, fit constater un kyste de l'ovaire gauche, commençant à se mortifier, adhérent à la région sous-hépatique. Ce kyste enlevé en même temps que les annexes correspondantes, on constate que l'ovaire droit était gros, blanchâtre, à surface lisse et bourré de petits kystes ne faisant pas saillie à la surface.

Ces kystes furent crevés au thermocautère, et on réséqua un gros kyste folliculaire dont les parois furent suturées et rapprochées par un surjet de catgut. Neuf pointes de feu. — Résection d'un petit kyste sous-tubaire.

Suites éloignées. — Revue le 6 juillet 1894.

La malade ne souffre plus du ventre. Ses règles sont régulières, normales comme quantité et non douloureuses. Elle est complètement guérie.

Observation VIII

Louise Fouq..., vingt-neuf ans. (*In* thèse Delaunay.)

Six grossesses, dont une fausse couche à cinq mois.

La malade souffre depuis son premier accouchement, il y a huit ans. Les douleurs siègent des deux côtés avec irradiation dans les jambes et les reins.

Douleurs continues, avec exacerbation au moment des règles. La malade entre deux fois à l'hôpital pour ses douleurs et une leucorrhée survenue aussi à la suite de son premier accouchement.

On lui pratiqua la dilatation utérine et des injections de teinture d'iode.

Les règles ont toujours été régulières, mais douloureuses depuis l'âge de dix-sept ans.

A l'examen, on trouve un utérus abaissé, en rétroversion mobile. A gauche, l'ovaire est augmenté de volume, irrégulier à sa surface et paraissant adhérent en arrière. A droite, l'ovaire est plus mobile et gros comme un œuf de pigeon. Trompes saines.

Laparotomie, le 23 décembre 1893. — L'ovaire gauche est mollasse, gros, œdémateux, parsemé de points dépressibles. La trompe est saine. Douze points d'ignipuncture profonde; l'ovaire se trouve réduit d'un quart.

Quelques adhérences à droite, saillies à la surface de l'ovaire constituées par des kystes folliculaires; onze points d'ignipuncture profonds. Trompe saine. Hystéropexie avec quatre points de suture.

Suites opératoires. — Des plus simples. La malade quitte

l'hôpital complètement guérie. Plus de douleurs. — Règles régulières normales.

Suites éloignées. — Revue le 20 novembre 1894 : devenue enceinte trois mois après l'opération ; la grossesse a eu un cours normal et s'est terminée par un accouchement normal, le 24 janvier 1894. L'enfant pesait 2 kg., 870 à sa naissance. Actuellement, il se porte bien. Malgré l'hystéropexie, cet accouchement a été tout à fait normal.

La cicatrice abdominale est restée solide, et il n'y a pas trace d'éventration.

L'examen pratiqué le 20 novembre 1894, a montré un utérus normal très mobile. On ne sent rien à gauche. A droite, on sent une petite tumeur dure, très mobile, et non douloureuse.

Les douleurs ont complètement disparu et ne sont pas revenues depuis l'accouchement ; les règles sont absolument normales.

OBSERVATION IX

Guer..., femme Rou..., vingt-cinq ans.

Opérée pour tubo-ovarite par M. Picqué. Cette malade présenta, peu de temps après l'ablation de son ovaire gauche, des phénomènes de périmétrite aiguë avec élévation de température et apparition d'une tumeur rénitente et douloureuse. M. Pozzi intervint alors par une nouvelle laparotomie, le 29 décembre 1893.

Après avoir péniblement ouvert le ventre, à cause des adhérences intestinales à la paroi antérieure, on va à la recherche de l'ovaire droit qui est scléro-kystique : la trompe est saine. On résèque par le procédé habituel un kyste folliculaire de la grosseur d'une noisette et on crève au thermocautère quatre petits kystes.

La tumeur de gauche est formée par un paquet d'anses intestinales agglutinées par de la péritonite limitée autour du pédicule infecté, formé par l'ablation antérieure de l'ovaire correspondant. Ce paquet adhérait aux parois du pelvis et à l'utérus, en recouvrant ce dernier comme une sorte de casque.

Suites opératoires. — Des plus simples. — La malade quitta l'hôpital, guérie ; elle n'avait pas encore eu ses règles.

Suites éloignées. — Revue le 25 novembre 1894. La malade a encore quelques douleurs dans le ventre, surtout à droite, mais beaucoup moins fortes qu'avant l'opération. Les règles sont régulières, d'abondance normale et non douloureuses. (Les règles n'étaient pas douloureuses avant l'opération.) Actuellement, cette femme a un retard d'un mois et pense être enceinte, car ses règles ont toujours été régulières jusqu'ici ; elle dit également avoir constaté l'augmentation du volume de ses seins.

Au toucher, l'utérus est gros, mais le col n'est pas ramolli. Le cul-de-sac gauche n'est pas souple ; le droit est normal et la pression ne provoque aucune douleur.

En somme, soupçon de grossesse.

Observation X

Marie Gu..., femme Rat..., trente-deux ans.

Trois accouchements normaux ; deux fausses couches.

La malade souffre du ventre depuis son premier accouchement, c'est-à-dire depuis huit ans. Ces douleurs siègent surtout à gauche, sans exacerbations au moment des règles, mais exagérées par la marche et la station debout. Ces douleurs ont notablement augmenté depuis trois ans.

Examen. — Col long, induré. Utérus en position normale, immobilisé par des adhérences très fortes qui existent dans le Douglas. Les annexes sont immobilisées et masquées par ces adhérences et présentent certainement des lésions inflammatoires chroniques.

6

Laparotomie, le 13 décembre 1893. — Ces adhérences sont moins fortes qu'on aurait pu le prévoir.

L'ovaire gauche contient un kyste séreux, à contenu rosé, du volume d'une noisette : on le crève, on en résèque une partie des parois, tandis qu'on cautérise au thermocautère la partie restante. Résection d'une partie de la paroi amincie. Suture en surjet au catgut. On crève et on cautérise de même un petit kyste situé à la partie externe de l'ovaire.

L'ovaire droit est à peu près sain. On cautérise deux petits kystes folliculaires du volume d'un grain de chènevis.

Les deux trompes étaient perméables.

Suites opératoires. — Des plus simples ; réunion complète de la plaie en huit jours. La malade a souffert dans le ventre quinze jours après son opération, au moment où elle aurait dû avoir ses règles.

Les règles reviennent le 8 janvier 1894 : elles ne sont pas douloureuses.

La malade quitte l'hôpital le 14 janvier.

Elle ne souffre plus du ventre. L'examen physique ne montre rien d'anormal. Le 9 mars, on reçoit des nouvelles de la malade. Elle a eu des règles normales, sans souffrances. Elle se plaint simplement de quelques vagues douleurs à gauche.

Observation XI

Marie Nat..., femme Har..., trente-trois ans.

Pas de grossesses, ni de fausses couches. Leucorrhée abondante, depuis un an. Douleurs dans le ventre depuis quatre mois. Règles douloureuses depuis huit mois et très abondantes.

Examen. — Utérus en antéflexion, très mobile. Dans le cul-de-sac gauche on sent une tumeur grosse comme une tête de fœtus, séparée de l'utérus par un sillon, semblant occuper le ligament large. On fait le diagnostic du kyste du ligament large gauche.

Laparotomie, le 12 avril 1893. — On trouve un kyste para-ovarien gauche qui est extirpé, ainsi que les annexes correspondantes. L'ovaire droit est mou, gros, micro-kystique, et il contient cinq petits kystes qui sont ouverts au thermocautère. La trompe est saine.

Suites opératoires. — Guérison rapide par première intention. La malade quitte le service le 17 mai, ayant eu des règles non douloureuses et moins abondantes que de coutume.

Suites éloignées. — La malade est restée guérie plusieurs mois.

Elle est revue le 25 novembre 1894. Les douleurs sont revenues moins vives qu'avant l'opération, et elles ont changé de caractère. La malade présente des symptômes d'entéroptose, et M. Pozzi, consulté quelques temps auparavant, avait conseillé le port d'une ceinture de Glénard, ce qui avait soulagé la malade. Les règles sont douloureuses et très abondantes.

L'examen nous montre un utérus adhérent en haut et en arrière et rétroversé. A gauche, le cul-de-sac est normal. A droite, on sent l'ovaire gros, mais peu douloureux. La malade a des fluers blanches et de la métrite chronique.

OBSERVATION XII

Marie Cour..., femme P..., trente-deux ans.

Cinq grossesses, dont aucune n'a été menée à terme. On ne trouve pourtant aucune trace d'infection syphilitique.

La malade souffrait depuis quatre ans. Ces douleurs siégeaient des deux côtés du ventre et étaient beaucoup plus

intenses au moment des époques menstruelles. Les règles
ont toujours été très douloureuses depuis l'âge de dix-sept
ans. Elles étaient très abondantes. À deux reprises, la
malade a eu des métrorrhagies qui ont nécessité deux curettages. Ces opérations ont fait disparaître les pertes, mais
non les douleurs qui se sont accrues au point de nécessiter
l'intervention.

Examen sous le chloroforme. — La malade est examinée
une première fois. M. Pozzi, ne trouvant pas de lésions suffisamment nettes, diffère momentanément l'intervention et
fait pratiquer le massage avec injections vaginales chaudes,
enveloppements humides et repos au lit.

Malgré ce traitement, les dernières règles (milieu de janvier) sont très douloureuses, et on décide d'intervenir.

Laparotomie, le 29 janvier 1894. — L'ovaire gauche est petit,
adhérent aux parties voisines et à la trompe qui est saine.
Il est parsemé de petites bosselures transparentes. On y pratique quatre points d'ignipuncture.

L'ovaire droit est augmenté d'un tiers, mais n'est pas
adhérent. On résèque un kyste du volume d'un haricot; cinq
autres kystes sont également ouverts et cautérisés. Le gros
kyste enlevé, il reste une plaie qui est fermée à l'aide d'un
surjet de catgut. La trompe est saine.

Suites opératoires. — Des plus simples. Réunion par première intention en huit jours.

La malade ne souffre plus. Elle a eu ses règles le
22 février; elles n'ont pas été douloureuses et ont duré trois
jours. Le toucher montre que les culs-de-sac sont libres et
ne sont nullement douloureux.

Suites éloignées. — Revue le 20 novembre 1894. Dit avoir
été très soulagée par son opération; cependant il existe
encore quelques douleurs de ventre, tantôt à droite, tantôt
à gauche, dans les reins; ces douleurs, très supportables
viennent après une fatigue. Au toucher, on sent l'utérus
normal comme situation et comme dimension. Les culs-de-
sac sont absolument souples, et l'on n'y trouve aucune
tumeur.

La malade se croyait enceinte de trois mois; cependant il

est impossible de trouver un signe suffisamment net, pour affirmer la grossesse.

OBSERVATION XIII

Déf..., Joséphine, femme Charv..., trente ans.

Quatre grossesses normales. La malade souffre depuis cinq ans. Les douleurs siègent surtout à gauche et sont très vives avec des crises qui obligent la malade au repos au lit. Tous les traitements médicaux entrepris n'ont pu la soulager que faiblement. Depuis deux ans les douleurs résistent à tout et augmentent de jour en jour. Les règles sont normales. Il n'y a pas de flueurs blanches.

L'utérus est petit et très mobile. Les annexes, situées très haut, ne paraissent pas augmentées de volume. Dans le Douglas on sent une tumeur sphérique, fluctuante, que l'on peut réduire vers la gauche. Le diagnostic porté est : kyste de l'ovaire gauche ou tumeur kystique dépendant des annexes gauches.

Laparotomie, le 12 mars 1894. — Ablation d'un kyste ovarique gauche; l'ovaire correspondant semble avoir disparu, la trompe est comprise dans le pédicule. A droite, l'ovaire est doublé de volume, bosselé à sa surface. La portion externe de l'ovaire est réséquée ; les kystes sont ponctionnés au thermocautère (15). Après l'opération, l'ovaire a diminué d'un bon tiers. Trompe saine.

Suites opératoires. — Guérison rapide. Les douleurs persistent jusqu'au 20 mars. A cette époque, la malade a ses règles, et les douleurs disparaissent complètement.

Suites éloignées. — Revue le 25 novembre 1894. La malade est très contente de son opération : elle ne souffre plus, et se dit complètement guérie. Les règles sont normales.

L'examen permet de constater que l'état local est parfait, l'utérus est mobile, normal. Les culs-de-sac sont souples et non douloureux. Cicatrice parfaite.

OBSERVATION XIV

Elise Gr..., femme Mol..., vingt-quatre ans.

Trois accouchements et une fausse couche. La maladie remonte au dernier accouchement. A cette époque, la malade a eu des flueurs blanches épaisses, et a commencé à souffrir du ventre. Ces douleurs, plus accentuées à droite, s'irradiaient dans les reins et les cuisses. Les règles très douloureuses et très abondantes s'accompagnaient depuis dix mois d'une ménorrhagie durant quinze jours chaque fois.

L'examen sous le chloroforme, pratiqué au moment de l'opération, montre un utérus volumineux très mobile et un peu abaissé. L'ovaire gauche paraît augmenté de volume, un peu bosselé et adhérent. Le droit paraît normal.

Laparotomie, le 17 mai 1894. — A gauche, résection d'un kyste folliculaire à contenu séreux de la grosseur d'une noisette D'autres petits kystes sont crevés au thermocautère. Il ne reste, après cette opération, qu'un moignon d'ovaire dont la grosseur équivaut à peine à la moitié de l'organe. A droite, mêmes lésions et même opération ; le moignon de l'ovaire équivaut au tiers de l'organe primitif.

Les trompes sont saines et perméables.

Suites opératoires. — Des plus simples. Guérison de la plaie en huit jours. La malade ne souffre plus. Au toucher, on sent dans le Douglas, et située très haut, une masse dépressible et mollasse paraissant due à un petit épanchement. L'ovaire est probablement compris dans la collection liquide ; car, à la pression, on détermine une douleur exquise.

Suites éloignées. — Revue le 25 novembre 1894. La malade se dit très soulagée, mais accuse encore quelques douleurs à droite.

Les règles, qui étaient irrégulières et très abondantes et accompagnées de ménorrhagies, sont devenues très régulières et normales comme quantité : elles sont un peu douloureuses.

La malade perd toujours en blanc et a souffert en urinant ces derniers temps.

A l'examen, on trouve un utérus gros, mobile, à col volumineux et granuleux. Les culs-de-sac sont souples, et l'on ne sent plus les ovaires ; le toucher n'est plus douloureux.

L'état actuel de cette femme nécessiterait une amputation du col et un curettage.

OBSERVATION XV

Marie B..., femme Al..., vingt-quatre ans.

Une grossesse, suivie d'un accouchement normal, à vingt ans. Douleurs dans les deux fosses iliaques, à la suite de cet accouchement. Règles douloureuses, irrégulières et très abondantes.

A l'examen, on provoque une douleur très vive à gauche. Dans le Douglas on sent un ovaire douloureux et hypertrophié.

L'utérus est mobile et antéfléchi.

Laparotomie, le 7 juin 1894. — Résection partielle de l'ovaire droit qui contient un gros kyste du corps jaune. Ignipuncture de petits kystes. L'ovaire est réduit au tiers de son volume primitif.

L'ovaire gauche est considéré comme perdu, tant la dégénérescence scléreuse est avancée; il est enlevé.

Les deux trompes étaient perméables.

Suites opératoires. — Des plus simples. Les règles

reviennent le 10 juin, devançant de quatorze jours l'époque ordinaire. Ces règles ont duré quatre jours et n'ont pas été douloureuses.

La malade quitte l'hôpital le 6 juillet. Elle n'a plus de douleurs. L'examen montre un utérus gros, à col granuleux. On sent encore les ovaires qui sont un peu douloureux à la pression. Comme il existe des flueurs blanches et, vu l'état du col, on propose un curettage; mais cette opération n'est pas acceptée.

Suites éloignées. — Revue le 25 novembre 1894. Les trois premières règles qui ont suivi l'opération ont été douloureuses, puis elles sont devenues régulières, d'abondance normale et non douloureuses.

Il n'y a plus de douleurs dans le ventre, et la malade se dit complètement guérie.

L'examen physique n'a pu être fait.

Observation XVI

Gil..., Émilienne, femme V..., 30 ans.

A des douleurs dans le ventre, dans les deux fosses iliaques et dans les reins. Les règles sont douloureuses, irrégulières, très abondantes, et durent parfois huit à dix jours.

L'examen fait constater un utérus normal.

Dans les culs-de-sac latéraux on sent les ovaires non augmentés de volume, mais bosselés, durs, et très douloureux.

Laparotomie, le 21 mars 1894. — Il y a quelques adhérences qui sont rompues; les ovaires, parsemés de petits kystes transparents, sont lardés de pointes de feu. Les trompes sont saines.

Suites opératoires. — Très bonnes. La malade quitte l'hôpital avec quelques petites douleurs, n'ayant pas encore eu ses règles.

Suites éloignées. — Revue le 20 novembre 1894. Il persiste encore quelques douleurs, surtout à droite ; mais ces douleurs sont beaucoup moins vives qu'avant l'opération. Les règles avancent toujours de quelques jours ; elles sont moins abondantes et très peu douloureuses. La malade dit elle-même qu'elle est contente de l'opération et que les douleurs qu'elle éprouve ne sont plus les mêmes qu'avant l'opération. Pas d'examen physique.

OBSERVATION XVII

Schn..., Éléonore, vingt-six ans.

Accouchement à vingt-cinq ans. Depuis, la malade souffre dans le ventre, surtout à gauche. Les douleurs sont devenues tellement fortes que la malade ne peut se livrer à aucun travail et est obligée de s'aliter fréquemment.

Les règles sont régulières, mais douloureuses et très abondantes.

L'examen très douloureux permet de constater que l'utérus est gros et en prolapsus. L'ovaire gauche est augmenté de volume. On fait le diagnostic d'ovarite double.

Laparotomie, le 5 mars. — Petite incision. — L'ovaire gauche est retenu en arrière par des adhérences filamenteuses ; et pour le libérer on met la malade dans la position de Trendelenburg extemporanée.

La trompe est perméable. — L'ovaire est criblé de petits kystes séreux et contient un gros kyste du volume d'un haricot. Les kystes séreux sont ponctionnés et cautérisés au thermocautère. Le gros kyste hématique est ouvert par une incision de 2 centimètres ; sa paroi intérieure est cautérisée. On excise une partie de la paroi kystique et on suture les bords de la plaie. Huit ignipunctures.

A droite, il existe aussi des adhérences ; l'ovaire est moins gros qu'à gauche ; mais il est cependant criblé de petits kystes transparents. Onze points d'ignipuncture. Trompe perméable, mais congestionnée.

7

Suites opératoires. — Très bonnes. — La malade souffre encore un peu du ventre à sa sortie; ses règles ne sont pas revenues.

Suites éloignées. — La malade est revue le 25 novembre 1894. Ses règles sont d'abondance normale, mais douloureuses et fréquentes. Il existe encore des douleurs à gauche, moins fortes qu'avant l'opération.

Les culs-de-sac sont souples et non douloureux. L'utérus est gros et douloureux à la pression; par le col il sort un liquide blanc, opaque et filant. Cette femme est atteinte de métrite chronique, un curettage serait indiqué.

Observation XVIII

Gout..., Marie; trente ans.

Entrée le 6 mars 1894.

Fausse couche de six mois et demi, à la suite d'un accident.

A vingt-six ans, accouchement, à huit mois, d'un enfant vivant, mais mort cinq jours après sa naissance.

Souffre depuis sa fausse couche, il y a cinq ans. Les douleurs siègent des deux côtés du ventre, s'irradient dans les reins et les cuisses. Ces douleurs reviennent par crises et s'accompagnent quelquefois de vomissements. Ces douleurs redoublent d'intensité au moment des règles.

La menstruation est régulière, mais douloureuse le premier jour. Les règles durent trois ou quatre jours et sont peu abondantes.

Examen, sous le chloroforme. — Utérus en antéflexion. Les annexes gauches sont adhérentes, mais peu augmentées de volume. A droite, les annexes sont mobiles et fuient sous le doigt. Probablement périovarite gauche.

Laparotomie, le 21 mars 1894. — Petite incision. — Position de Trendelenburg pour détacher les adhérences de

l'ovaire gauche. Ces adhérences sont facilement rompues.
On trouve de la dégénérescence scléro-kystique très avancée
avec de la périovarite. Trompe saine. Les lésions sont les
mêmes des deux côtés. A droite, kyste du corps jaune gros
comme une noisette. Ce kyste est réséqué en biseau ; sa
surface brûlée au thermocautère; suturé au catgut. Les petits
kystes de l'ovaire gauche sont crevés au thermocautère, et
leur surface interne cautérisée. Quatre pointes de feu.

Suites opératoires. — Normales. — Sortie un mois après.
A eu ses règles quinze jours après l'opération ; elles n'ont pas
été douloureuses et ont été très peu abondantes.

Suites éloignées. — Revue en novembre 1894. Les douleurs du ventre ont disparu, mais il persiste encore quelques
douleurs rachidiennes qui incommodent peu la malade. Les
règles ne sont plus douloureuses; elles sont régulières, et un
peu plus abondantes qu'avant l'opération.

A l'examen, on constate que les culs-de-sac sont souples
et non douloureux. L'utérus est gros, et le col est granuleux.
Il y a des flueurs blanches. La malade se trouverait bien
d'un Schrœder.

Observation XIX

Dova..., Jeanne, vingt-neuf ans.

Fausse couche de trois mois, en février 1894. Depuis cette
époque, douleurs vives dans le ventre, des deux côtés.
Flueurs blanches abondantes, depuis la grossesse. Règles
douloureuses, mais régulières.

L'utérus est normal. Les annexes gauches sont augmentées
de volume, bosselées et mobiles. A droite, elles paraissent
soudées à l'utérus. Le diagnostic posé est le suivant : tubo-
ovarite chronique avec prédominance à gauche.

Laparotomie, le 20 avril 1894. — L'ovaire gauche est gros, criblé de kystes, strié de bandes de sclérose : ignipuncture des kystes séreux. La trompe est saine.

L'ovaire droit, également augmenté de volume, est irrégulier et bosselé. Même traitement.

Suites opératoires. — Très simples. La malade continue à souffrir.

Suites éloignées. — Revue le 11 septembre 1894. Les douleurs ont diminué depuis l'opération ; elles ont complètement disparu du côté gauche, mais sont devenues un peu plus vives à droite. Les règles sont restées douloureuses.

. Le cul-de-sac gauche est libre. A droite et en arrière, on sent une tumeur arrondie, grosse comme un œuf, accolée à l'utérus, très douloureuse.

Flueurs blanches épaisses et tachant le linge.

OBSERVATION XX

Bris..., Eugénie, femme Malaq..., trente-quatre ans.

Accouchement à terme, deux fausses couches.

A la suite de ces fausses couches, la malade a commencé à souffrir du ventre, et les règles sont devenues douloureuses et très abondantes.

Peu de flueurs blanches. — Curettage, le 27 février 1894.

L'utérus est en antéflexion, assez volumineux.

. A gauche, on sent l'ovaire petit, paraissant adhérent ; l'ovaire droit fuit sous le doigt.

Laparotomie, le 21 mars 1894. — L'ovaire gauche a l'aspect d'une morille ; il est vermiculé ; à sa partie externe, il présente un kyste du corps jaune, fluctuant, du volume d'une noisette. Résection de ce kyste et ignipuncture de trois autres petits.

L'ovaire droit présente le même aspect. Ignipuncture de trois kystes sanguins.

Suites opératoires. — Très simples.

Suites éloignées. — Revue en juillet 1894. La malade a eu deux fois ses règles : elles ont été régulières, moins abondantes qu'avant l'opération, mais très douloureuses. Il persiste des douleurs intermenstruelles très vives, occupant les deux côtés du ventre. A cette époque, on sentait peu de chose par le toucher. Les culs-de-sac droits étaient très douloureux ; l'utérus était un peu gros, et on constatait quelques flueurs blanches. A gauche, on sentait une tumeur bosselée, grosse comme un œuf de poule et adhérente à l'utérus.

La malade, entrée à l'hôpital à cette époque, en l'absence de M. Pozzi, a continué à souffrir, malgré le repos au lit, les injections chaudes, etc.

Cette malade a subi une deuxième opération au mois d'octobre 1894. Cette opération, pratiquée par le Dr Maurange, a consisté en une ablation double des annexes par la laparotomie. Depuis cette époque, la malade ne souffre plus.

Observation XXI

Maria Man..., femme Bou..., vingt-huit ans.

Un accouchement normal et une fausse couche de quatre mois. De cette fausse couche datent les accidents qui consistaient en douleurs dans le ventre, les reins et les cuisses. Ces douleurs augmentent au moment des règles qui sont très irrégulières. Bartholinite, en décembre 1893.

Examen. — Utérus en rétroversion et rétroflexion. A gauche, les annexes sont augmentées de volume. A droite, l'ovaire est dur et paraît scléreux.

Laparotomie, le 5 mars 1894. — L'ovaire gauche est gros, parsemé de petits kystes, dont six sont crevés au thermocautère. Une de ces ponctions est tranformée en une incision de 2 centimètres de long, suivie de la résection des parois kystiques. Un surget au catgut arrête l'hémorrhagie. La trompe est saine. L'ovaire droit est lardé de six pointes de feu. L'utérus est fixé à la paroi abdominale.

Suites opératoires. — Guérison sans incidents. Elle part, se plaignant encore de quelques tiraillements sans importance.

Suites éloignées. — Revue le 25 novembre 1894. Les règles sont irrégulières, comme avant l'opération. Elles sont très douloureuses. Les douleurs ont également persisté, surtout à droite.

Le toucher est très douloureux. Les culs-de-sac paraissent moins souples que normalement ; mais on ne sent pas de tumeur.

On constate des signes de métrite chronique.

La malade n'a retiré aucun bénéfice de son opération.

OBSERVATION XXII

Lev..., Justine, dix-neuf ans. Entrée à l'hôpital en février 1894.

Pas de grossesse.

Règles régulières jusqu'à dix-sept ans. A cette époque, métrorrhagies trois fois par mois, abondantes, accompagnées de douleurs très vives et localisées surtout à gauche.

On fait trois curettages successifs sans pouvoir arrêter les hémorrhagies. Electrisation par courants continus. Repos au lit. En un mot, on essaye tous les traitements possibles sans pouvoir arrêter les pertes ni calmer la douleur. En présence de la persistance de ces symptômes on se décide à faire la laparotomie.

Examen, sous le chloroforme. — L'utérus est en antéflexion cervico-corporelle. L'ovaire gauche, très difficile à trouver, paraît refoulé sur le côté et très adhérent. L'ovaire droit est mobile ; il ne paraît pas augmenté de volume ; mais la trompe est épaissie. Petites lésions.

Laparotomie, le 28 mai 1894. — L'ovaire gauche est maintenu dans le flanc par la brièveté très grande des ligaments ; mais il n'y a pas d'adhérences. On l'attire difficilement, à l'extérieur, et on constate qu'il est diminué de volume, criblé de petits kystes ; et, au niveau de son hile, il présente des rétrécissements fibreux, chagrinés. La trompe est saine, l'ovaire est tellement altéré qu'on songe à l'extirper, mais auparavant on veut se rendre compte de l'état de l'ovaire droit.

Ce dernier est attiré dans la plaie. A son extrémité externe, il présente un gros renflement formé par un kyste du corps jaune, et dans le reste de son étendue trois petits kystes pisiformes.

La transformation scléreuse est moins avancée qu'à gauche. Le kyste du corps jaune est enlevé aux ciseaux. Il a le volume de la moitié d'une noisette et présente un aspect charnu, réticulé. La surface de la plaie d'où le kyste a été excisé est cautérisée, puis suturée au catgut. Trois pointes d'ignipuncture.

Suites opératoires. — Le lendemain, métrorrhagie qui dure six jours. Les douleurs reprennent la malade onze jours après l'opération.

Suites éloignées. — Le résultat a été nul ; la malade souffre comme avant l'opération ; les douleurs siègent tantôt à droite, tantôt à gauche. Les pertes sanguines persistent. De plus, il s'est formé, au niveau de la cicatrice abdominale, une fistule profonde, mais pariétale, qui persiste, malgré le débridement et les cautérisations. Le 7 novembre 1894, il faut intervenir à nouveau, et M. Pozzi pratique l'hystérectomie. Après cette deuxième intervention, la malade a continué à souffrir pendant quelque temps ; puis, les douleurs se sont calmées, et actuellement on peut dire que cette malade est guérie.

Examen des pièces. — La trompe est soudée au moignon ovarien ; son pavillon est libre et perméable. Le moignon de l'ovaire est criblé de petits kystes séreux ; l'un d'eux est à moitié pédiculé. Il existe, entre le moignon de l'ovaire et la trompe, un gros corps jaune qui est en train de s'énucléer. La trompe, est absolument perméable, et rien n'aurait empê-ché la fécondation, si l'ovaire était resté sain et si l'ovarite n'avait continué son évolution.

Cette pièce montre donc la persistance de la perméabilité de la trompe après la résection de l'ovaire, réalisant les conditions anatomiques de la fécondation.

CONCLUSION

————

L'ignipuncture et la résection partielle des ovaires appliquées au traitement de l'ovarite diffuse et de la dégénérescence scléro-kystique, ont tenu ce qu'elles promettaient :

1° Elles sont efficaces contre la douleur et les troubles menstruels. Les guérisons sont définitives.

2° Elles ne portent aucune atteinte à la fécondité des opérées. La grossesse et l'accouchement ne subissent aucune influence perturbatrice du fait de l'opération.

3° Elles sont sans gravité.

4° Elles n'entraînent jamais après elles les troubles qu'on constate après l'ablation double des annexes.

5° Ces opérations sont indiquées :

Chez toute femme jeune qui souffre de la région ovarienne, avec ou sans pertes menstruelles, chez qui il existe des signes d'ovarite chronique ; alors que l'utérus est sain ou présente une lésion curable par des opérations accessoires, telles que curettage, amputation du col, etc.

8

Dans tous les cas, l'intégrité de la trompe est nécessaire;

6° Ces opérations sont contre-indiquées :

a. Lorsque, outre la lésion ovarienne, il existe une maladie incurable par les petits moyens, métrites invétérées, utérus fibromateux, etc. Dans ce cas, il faut avoir recours à l'hystérectomie vaginale;

b. Lorsque la femme est âgée, près de la ménopause, que tout l'appareil génital paraît atteint, malgré la curabilité des lésions utérines, il est, à notre avis, préférable de faire l'hystérectomie : c'est gagner du temps sans détriment pour la malade, puisque l'ovaire est devenu inutile.

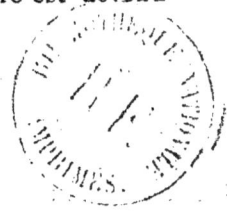

INDEX BIBLIOGRAPHIQUE

———

Bœckel. — Des kystes ménorrhagiques de l'ovaire (*Gaz. Méd.*, Strasbourg, 1861).

Conzetie. — Ovaires à petits kystes (*T. Paris*, 1890).

Delaunay. — Des opérations conservatrices de l'ovaire (ignipuncture, résection partielle) (*Thèse, Paris*, 1893).

Doléris. — Trop de mutilations inutiles; pas assez de gynécologie conservatrice (*Nouv. Arch. d'obstétrique*, 1891).

Lawson Tait. — Résultat de l'extirpation unilatérale des annexes utérines (*American Journ. of obstetrics*, 1890).

Martin. — Un cas de grossesse après extirpation partielle des ovaires (*Berliner Klinische Wochenschrift*, août 1888).

A. Martin. — Résultats éloignés de l'ablation des annexes utérines par .a laparotomie pour tubo-ovarites (*Th. Paris*, 1893).

A. Pilliet. — *Gaz. hebd. de Méd. et Chir.*, novembre 1890.

S. Pozzi. — *Comptes rendus de l'Académie de Médecine*, fin février 1893. — *Annales de gyn. et d'obst.*, mars 1893. — *Réunion de la « British medical Association »*, Newcastle, 1893. — *British Medical Journ.*, 1893. — Congrès international de Rome (Voir le *compte rendu*, publié dans les *Annales d'obst. et gynécol.*). — *Bullet. et mémoires*, Société de chirurgie, octobre 1887, p. 577. — *Bullet. et mémoires*, Société de chirurgie, avril 1894, p. 145.

Raguin. — Th. Paris. Juillet 1894.

G. Richelot. — L'Hystérectomie vaginale. Paris, 1894.

Rouffart. — *Annales de la Société belge de chirurgie*, février 1894.

G. Roussan. — Du varicocèle pelvien. *Th. Paris*, 1892.

Routier. — Castration unilatérale chez la femme, sa valeur (*Médecine mod.*, avril 1891).

Wetherell. — Conception après ovariotomie (*The Lancet*, avril 1883).

White. — The supposed curative effect of operations *per se*. Analysé par G. Richelot (*Union médicale*, 15 septembre 1891).

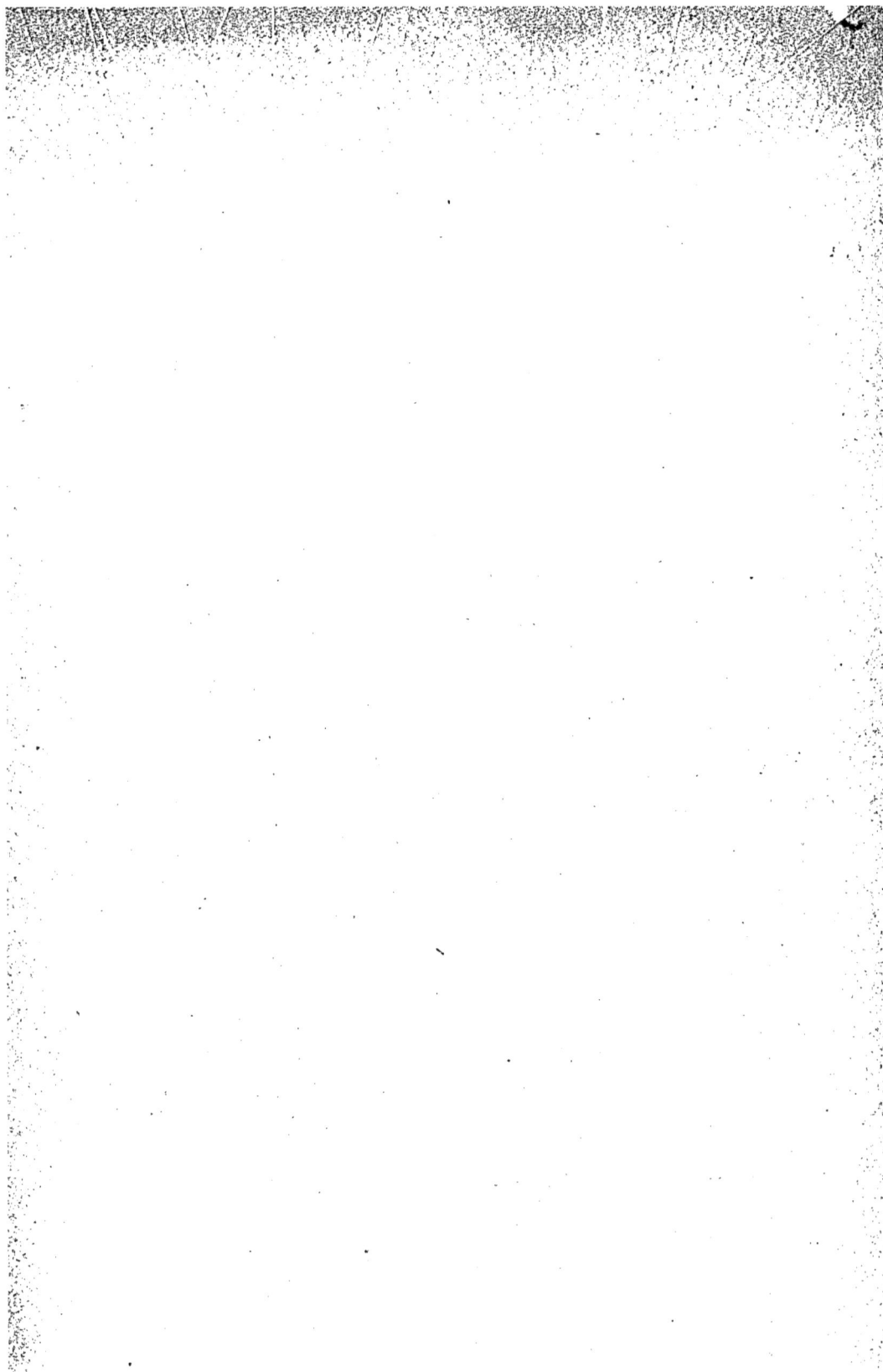

www.ingramcontent.com/pod-product-compliance
Lightning Source LLC
Chambersburg PA
CBHW070834210326
41520CB00011B/2247